"EVALUACIÓN DE CONOCIMIENTO DEL PERSONAL DE ENFERMERÍA DEL SERVICIO DE URGENCIAS SOBRE EL PROTOCOLO DE ACTUACIÓN ANTE CASOS DE VIOLENCIA DE GENERO"

"EVALUATION OF KNOWLEDGE OF NURSING STAFF OF EMERGENCY SERVICE ON TRIAGE IN INCIDENTS OF MULTIPLE VICTIMS"

TRABAJO FIN DE MÁSTER

Máster Universitario de Género y Salud

Estudio Original

Tutor/es:

Cristina Rilo Arango

Noelia Rilo Arango

Nuria González Paino

Roció Rilo Arango

Nombre del Alumno: Cristina Rilo Arango

Dirección: Doña palla nº204 c/p 33127- Pravia.

Centro de Trabajo: Hospital Central de Asturias Avenida de Roma, s/n 33011 - Oviedo

Teléfono: 636500314

Correo electrónico: cris.rilo59gmail.com

D.N.I: 71893991Q

Trabajo de Investigación

ÍNDICE

I.RESUMEN 3

II.INTRODUCCION 5

   i.Violencia de Género..5

   ii. Justificación...7

III.OBJETIVOS..9

IV.MATERIAL Y METODOS

   i.Diseño del estudio..10

   ii.Participantes 10

   iii.Variables..
.... 10

   iv.Instrumentos..
...............11

   v.Procedimiento 11

   vi.Plan de análisis... 12

V.RESULTADOS...
................13

VI.
DISCUSIÓN...
.... 19

i.Limitaciones...
................20

VII.CONCLUSIONES...21

VIII.BIBLIOGRAFÍA 22

IX.ANEXOS..
.....................24

I.RESUMEN

La violencia de género se ha convertido en un importante problema de salud pública, asociándose a una elevada morbi-mortalidad y coste sanitario. El personal de enfermería es el primer elemento de contacto de la mujer maltratada dentro del sistema sanitario, por ello la importancia de su capacitación en este ámbito.

El presente trabajo de investigación intenta trabajar la prevención de la violencia de género en pacientes del Servicio de Salud del Principado de Asturias. Se pretende determinar el grado de conocimiento que tienen los profesionales de enfermería sobre la violencia de género y cómo identificar a una mujer que está siendo maltratada.

Por este motivo, es importante el diseño y ejecución de programas educativos para personal sanitario para poder desarrollar un papel importante en la prevención y adquirir la capacidad para detectar casos de violencia de género, pudiendo posteriormente elaborar estrategias que mejoren la calidad de los cuidados ofrecidos.

Resultados

Un 76,2% de personal de enfermería en el servicio de urgencias tiene un alto nivel de conocimiento sobre el Protocolo de actuación antes casos de Violencia de Género.
Un 69,83% tienen niveles altos de Formación sobre el Protocolo de actuación antes casos de Violencia de Género.
Las variables sociodemográficas que influyen en los niveles de conocimiento, son la edad, la antigüedad en el servicio, y la situación laboral.

SUMMARY

Gender violence has become a major public health problem, associated with high morbidity and mortality and health costs. The nursing staff acts, in most cases, as the first element of contact for battered women in the health system, and therefore the importance of their training in this area.

The present research work tries to work on the prevention of gender violence in patients of the Health Service of the Principality of Asturias. The aim is to determine the degree of knowledge that nursing professionals have about gender violence and how to identify a woman who is being mistreated.

For this reason, the design and execution of educational programs for health personnel is important to be able to develop an important role in prevention and acquire the capacity to detect cases of gender violence, being able subsequently to elaborate strategies that improve the quality of the offered care.

Result

76.2% of nurses in the emergency service have a high level of knowledge about the Protocol of action before cases of Gender Violence.

A 69.83% have high levels of Training on the Protocol of action before cases of Gender Violence. Sociodemographic variables that influence knowledge levels are age, length of service, and employment status.

PALABRAS CLAVE

Violencia de género; Ciclo de violencia; Maltratador; Víctima; Personal de Enfermería.

KEYWORDS

Gender violence; Cycle of violence; Abuser; Victim; Nursing staff.

II. INTRODUCCION

i. Violencia de Género

La violencia de género, según la ONU es «cualquier acto o intención que origina daño o sufrimiento físico, sexual o psicológico a las mujeres. Incluye las amenazas de dichos actos, la coerción o privación arbitraria de libertad, ya sea en la vida pública o privada»[1].

Es aquella que, como manifestación de la discriminación, la situación de desigualdad y las relaciones de poder de los hombres sobre las mujeres, se ejerce sobre éstas por parte de quienes sean o hayan sido sus cónyuges o de quienes estén o hayan estado ligados a ellas por relaciones similares de afectividad, aún sin convivencia. Incluyéndose, todo acto de violencia física y psicológica, así como las agresiones a la libertad sexual, las amenazas, las coacciones o la privación arbitraria de libertad[2-3].

Epidemiología de la violencia de género

Prevalencia

En los últimos años, la prevalencia de mujeres sometidas a violencia física por sus parejas en algún momento de sus vidas es del 10 al 69% a nivel mundial y del 18 al 58% en países europeos[4].

En España, los datos aportados por una encuesta a mujeres mayores de 18 años en el año 1999 por el Instituto de la Mujer[5], se detectó que 2.090.767 mujeres (14,2%) estaban afectadas en ese momento por malos tratos, aunque no se consideraban como mujeres maltratadas. La percepción subjetiva de malos tratos por parte de las mujeres en el último año era de un 4,2%; estas mujeres presentaban una mayor gravedad en las formas de maltrato[5].

La encuesta muestra que la violencia se produce en todas las clases sociales, niveles económicos y educativos, y tanto en el ámbito rural como urbano. Afecta a mujeres de todas las edades; las cifras más elevadas se dan en mujeres de 44 a 64 años y se produce un aumento con la edad[5].

En 2013 se inscribieron en el Registro como víctimas de violencia de género y doméstica, 34.376 personas, un 6,2% menos que en 2012. De éstas, 31.612 fueron mujeres y 2.764 hombres[6].

La tasa de víctimas de violencia de género con orden de protección o medidas cautelares inscritas en el Registro en el 2013 fue de 132,6 por cada 100.000 mujeres de 14 y más años.

Actualmente, el Instituto Nacional de Estadística nos muestra una tasa de víctimas de género que corresponde a 28.281 mujeres y fueron condenados 25.959 casos de las 28.201 denunciados interpuestas[7].

En relación con los tipos de maltrato, un estudio realizado mediante encuesta en un centro de atención primaria de Granada, en el año 2002[8], encontró que la forma más frecuente era el maltrato emocional (22,3%), seguido del físico (9,8%) y el sexual (5,1%), y que los diferentes tipos coexisten en una proporción elevada de mujeres. Estos datos son similares a los encontrados en otros estudios europeos.

Mortalidad

En España, en el año 2017 fueron asesinadas 46 mujeres por sus parejas (o ex parejas), 44 en 2001 y 60 en el 2015 son las cifras que ofrece el Ministerio del Interior[7].

Impacto de la violencia en los servicios de salud

Las mujeres víctimas de violencia acuden con más frecuencia a los servicios sanitarios[9-10]. Algunos estudios realizados muestran que un porcentaje importante de las mujeres que acuden a los servicios de atención primaria[10,11], salud mental[12,13], traumatología[14,15] y de urgencias[14-16] están sometidas a violencia por su pareja.

En España, en un estudio reciente, realizado en un centro de salud de Granada, se indica que un 22,8% de las mujeres que habían acudido a consulta habían sufrido algún tipo de maltrato; de ellas, el 43,3% lo había sufrido durante más de 5 años[6].

Otros estudios también muestran que las mujeres sometidas a violencia no sólo acuden más a los servicios sanitarios, sino que se someten más a cirugía, prolongan más su estancia hospitalaria y consumen más fármacos, incluso tras efectuar un control de los posibles factores de confusión[3,13-14].

Falta de detección de la violencia en los servicios sanitarios

Existen barreras psicológicas y culturales que dificultan la detección de una situación de violencia. Las victimas acuden con frecuencia a los centros de salud antes de reconocer su situación[17].

Normativas sobre la violencia de género

La Ley Orgánica 1/2004, de 28 de diciembre, de Medidas de Protección Integral contra la Violencia de Género, garantiza el derecho a la asistencia social y recoge la obligación de actuación coordinada de los servicios de atención a la víctima, jueces, cuerpos de seguridad, servicios sanitarios[1].

Dentro del ámbito sanitario, las administraciones con competencia sanitaria promueven la aplicación, actualización y difusión de protocolos que contengan pautas uniformes de actuación sanitaria. En el Principado de Asturias se implantó en el 2003 el primer protocolo de Atención Sanitaria ante la violencia de genero con el fin de garantizar la calidad asistencial y con unas pautas de actuación homogéneas en toda la comunidad autónoma.

ii. Justificación

La violencia de género se ha convertido en un importante problema de salud pública[2], asociándose a una elevada morbi-mortalidad y coste sanitario[2,3].Si hablamos en cifras, en España el número de denuncias diarias en el primer trimestre de 2017 alcanzó una media de 327[16].

La Organización Mundial de la Salud (OMS), recomienda una buena capacitación de los profesionales de la salud, para poder comprenderla y detectarla, ya que la intervención desde el ámbito sanitario, es una de las acciones de prevención más importantes. Diferentes autores afirman que las mujeres que sufren malos tratos, acuden más a los servicios sanitarios y tienen peor estado de salud [18-19]. Sin embargo, y pese a esas recomendaciones, la realidad es que la capacitación del personal sanitario sufre grandes deficiencias.

El personal de enfermería, actúa en la mayoría de las ocasiones como el primer elemento de contacto de la mujer maltratada dentro del sistema sanitario, por ello la importancia de su capacitación, en este ámbito. Esta posición privilegiada puede ofrecer grandes beneficios a la mujer maltratada. Sin embargo, en diferentes estudios el personal de enfermería, afirma no sentirse capacitado, centrándose en la mayoría de los casos, exclusivamente en el cuidado físico.

Dada la gravedad de la situación y el importante papel que la enfermería tiene en la prevención, se considera oportuno, la realización del siguiente proyecto cuyo objetivo principal es conocer la percepción del personal de enfermería de atención especializada sobre la capacidad para detectar casos de violencia de género, pudiendo posteriormente elaborar estrategias que mejoren la calidad de los cuidados ofrecidos.

III.OBJETIVOS

Objetivo General:

✓ Analizar el conocimiento del personal de enfermería del servicio de urgencias del Hospital Central de Asturias (HUCA) sobre el protocolo de actuación ante casos de violencia de género.

Objetivos secundarios:

✓ Evaluar si las variables sociodemográficas influyen en el conocimiento de actuación del personal de enfermería del servicio de urgencias del Hospital Central de Asturias (HUCA).

IV. MATERIAL Y METODOS

i. Diseño del estudio

Se llevará a cabo un estudio descriptivo, analítico, transversal para evaluar los conocimientos del personal sanitario del servicio de urgencias. Los datos se recogieron desde el 1 enero hasta el 24 abril del 2018.

ii. Participantes

Los sujetos a estudio serán enfermeros/as que trabajan en servicio de urgencias en el Hospital Central de Asturias (HUCA).

Criterios de inclusión y exclusión

Inclusión:

- Ser enfermero/a del servicio de urgencias de Hospital Central de Asturias (HUCA).

- Completar al menos el 80% del cuestionario proporcionado.

Exclusión

- No cumplir los criterios de inclusión.

iii. Variables

Variables sociodemográficas:

- **Edad:** variable cuantitativa continua.

- **Sexo**: variable cuantitativa dicotómica nominal categorizada en:

1. Hombre

2. Mujer

- **Años de experiencia en el servicio de urgencias:** variable cuantitativa continua (en años).

- **Antigüedad en el servicio de urgencias:** variable cuantitativa continua (en años).

- **Situación laboral:** variable cuantitativa politómica ordinal categorizada como:

1. Plaza en propiedad

2. Interinidad

3. Eventual

Variables de medida:

- **Formación:** Variable cuantitativa, se categorizará como:

Según la puntuación total obtenida al sumar las puntuaciones de la totalidad de los ítems de las preguntas 1-8.

1. Puntuación Baja ≤ 20

2. Puntuación Alta ≥ 21

3. Máxima puntuación ≥ 40

- **Ética:** Variable cuantitativa, se categorizará como:

Según la puntuación total obtenida al sumar las puntuaciones de la totalidad de los ítems de las preguntas 9-13.

1. Puntuación Baja ≤11

2. Puntuación Alta ≥12

3. Máxima puntuación ≥ 25

Nivel de Conocimiento: Variable cuantitativa, se categorizará como:

1. Nivel de conocimiento Bajo ≤ 15
2. Nivel de conocimiento Alto ≥ 16

iv. Instrumentos

- **Cuestionario de variable sociodemográficas y variables relacionadas con el trabajo**

Este cuestionario (Anexo i y ii) recoge algunas de las variables más utilizadas en estudios previos y por ello permitirá obtener información relevante para el estudio.

v. Procedimiento

En primer lugar, se solicitaron todos los permisos necesarios para la realización del estudio:

- Solicitud al Comité Ético de Investigación Regional del Principado de Asturias (Anexo iii).

- Solicitud de Dirección de Enfermería de SESPA.

Una vez adquiridos los permisos se procede a la entrega del cuestionario. El investigador será el encargado de recoger el cuestionario y aclarar las dudas que se presenten.

vi. Plan de análisis

Para estudiar las variables sociodemográficas y de medida, así como la influencia de estas variables en cada una de las dimensiones, se realizará en primer lugar un análisis descriptivo de las variables mediante tablas de frecuencias y el cálculo de estadísticos descriptivos básicos; posteriormente se utilizarán diferentes pruebas como Chi-cuadrado; T-student U-de Mann Whitney en función de la categorización de las variables. Consideramos los resultados estadísticamente significativos para valores de $p < 0.05$.

Para el análisis de datos se utilizará el programa estadístico Statistical Package for the Social Science (SPSS) versión 22.0.

V.RESULTADOS

De los 103 enfermeros que trabajan en el servicio de urgencias de Hospital Central de Asturias 63 participaron en nuestro estudio para evaluar en los conocimientos sobre el protocolo de actuación ante casos de Violencia de Género. La tasa de respuesta fue alta con un 61,2% en todas las variables a estudio.

En las posteriores tablas se presentan los estadísticos descriptivos obtenidos para cada una de las variables sociodemográficas estudiadas.

- o Variables sociodemográficas:

Sexo:

Esta variable ha sido cumplimentada por los 63 profesionales encuestados, siendo el 34,92% hombres y el 65,08% mujeres.

Edad:

La edad media fue de 38,08 años con una desviación típica de 9,347.

Antigüedad y Años de experiencia en el servicio de urgencias:

	N	Mínimo	Máximo	Media	Desviación estándar
EXPERIENCIA PROFESIONAL	51	1,00	32,00	10,8751	8,72939
ANTIGUEDAD SERVICIO	61	,10	19,30	4,3774	4,65839

Tabla 1. Años de experiencia y antigüedad en el servicio

Situación laboral:

El 30,2% de los profesionales sanitarios tiene plaza fija, un 33,3% plaza de interinidad mientras que un 36,5% es eventual.

Turno de Trabajo:

El 49,21% de los encuestados tiene un turno de trabajo rotatorio.

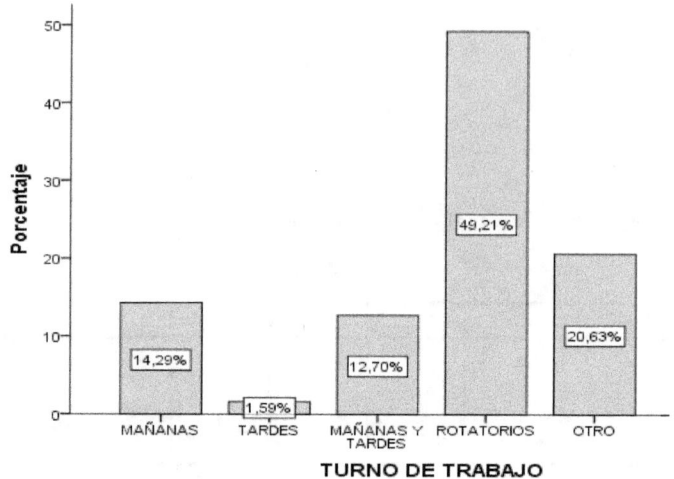

Gráfico 1. Turno de Trabajo

o **Variables de medida:**

Niveles de conocimiento:

De los 63 profesionales encuestados en el servicio de urgencias un 23,8% tienen bajo nivel de conocimiento mientras un 76,2% tiene un alto nivel de conocimiento sobre el Protocolo de actuación ante casos de violencia de género.

Formación:

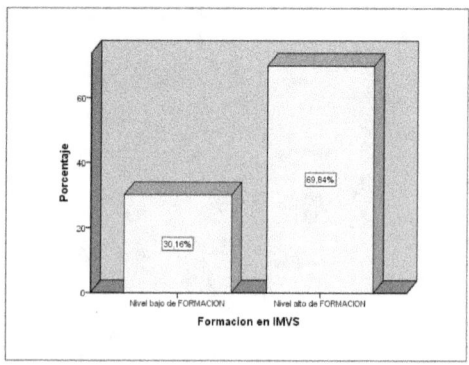

Gráfico 2. Formación

<u>Ética:</u>

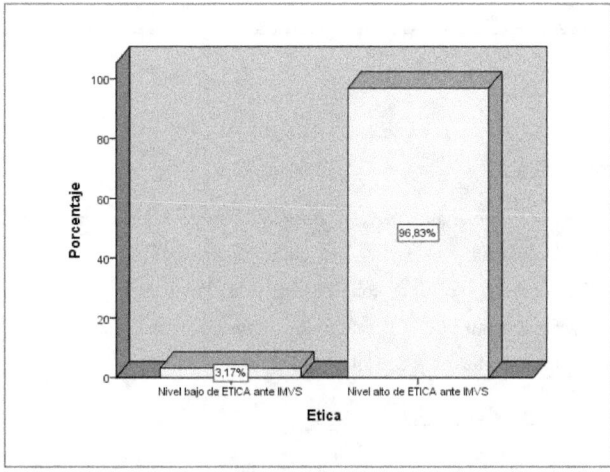

Gráfico 3. Ética

<u>Sexo</u> y <u>Niveles de conocimiento</u>:

Para obtener si existe relación entre niveles de conocimiento y sexo se realizó la prueba de la Chi-cuadrado y no se encontró significación estadística (p=0,12).

			NIVEL DE CONOCIMIENTO		
			Bajo Nivel de conocimiento	Alto Nivel de conocimiento	Total
SEXO	HOMBRE	Recuento	2	20	22
		% dentro de SEXO	9,1%	90,9%	100,0%
		% dentro de NIVEL DE CONOCIMIENTO	13,3%	41,7%	34,9%
		% del total	3,2%	31,7%	34,9%
	MUJER	Recuento	13	28	41
		% dentro de SEXO	31,7%	68,3%	100,0%
		% dentro de NIVEL DE CONOCIMIENTO	86,7%	58,3%	65,1%
		% del total	20,6%	44,4%	65,1%
Total		Recuento	15	48	63

15

	% dentro de SEXO	23,8%	76,2%	100,0%
	% dentro de NIVEL DE CONOCIMIENTO	100,0%	100,0%	100,0%
	% del total	23,8%	76,2%	100,0%

Tabla 2. Sexo y Niveles de conocimiento

Edad y Niveles de conocimiento:

Posteriormente, comparamos la variable Niveles de conocimiento y edad para ver si existe relación, mediante la prueba t de Student. Los resultados indican que existe asociación y es estadísticamente significativa (p = 0,004), es decir, el nivel de conocimiento sobre la violencia de género es más alto a mayor edad, por lo que se puede concluir que el personal de enfermería de más edad tiene mayor conocimiento sobre el Protocolo de actuación ante casos de violencia de género.

Experiencia profesional y Niveles de conocimiento:

Con una confianza del 95%, no encontramos relación entre la experiencia profesional y el nivel de conocimiento de los profesionales sanitarios del servicio de urgencias (p = 0,446).

Antigüedad en el servicio y Niveles de conocimiento:

Se lleva a cabo una t-student para observar si existe relación entre estas variables y no hay un nivel de significación estadística por debajo de p<0,05 (p= 0,171).

Situación laboral y Niveles de conocimiento:

Para obtener si existe relación entre niveles de conocimiento y Situación laboral se realizó la prueba de la Chi-cuadrado y se encontró significación estadística (p=0,0001). El personal de enfermería con plaza fija o vacante se relaciona con mayor nivel de conocimiento que el personal eventual. El nivel de significación nos permite observar que la situación laboral del personal influye en su formación.

	NIVEL DE CONOCIMIENTO	Total

			Bajo Nivel de conocimiento	Alto Nivel de conocimiento	
SITUACION LABORAL	PLAZA FIJA	Recuento	6	13	19
		% dentro de SITUACION LABORAL	31,6%	68,4%	100,0%
		% dentro de NIVEL DE CONOCIMIENTO	40,0%	27,1%	30,2%
		% del total	9,5%	20,6%	30,2%
	INTERINA	Recuento	3	18	21
		% dentro de SITUACION LABORAL	14,3%	85,7%	100,0%
		% dentro de NIVEL DE CONOCIMIENTO	20,0%	37,5%	33,3%
		% del total	4,8%	28,6%	33,3%
	EVENTUAL	Recuento	6	17	23
		% dentro de SITUACION LABORAL	26,1%	73,9%	100,0%
		% dentro de NIVEL DE CONOCIMIENTO	40,0%	35,4%	36,5%
		% del total	9,5%	27,0%	36,5%
Total		Recuento	15	48	63
		% dentro de SITUACION LABORAL	23,8%	76,2%	100,0%
		% dentro de NIVEL DE CONOCIMIENTO	100,0%	100,0%	100,0%
		% del total	23,8%	76,2%	100,0%

Tabla 3. Sexo y Niveles de conocimiento

Turno de trabajo y Niveles de conocimiento:

Se realizó la prueba de la Chi-cuadrado para comparar si existe relación entre estas variables y no se encontró significación estadística ($p=0,870$).

Niveles de conocimiento y Formación:

		NIVELES DE CONOCIMIENTO		
		Nivel bajo conocimiento en violencia genero	Nivel alto conocimiento en violencia genero	Total
Formación	Nivel bajo de FORMACIÓN	14	5	19
	Nivel alto de FORMACIÓN	1	43	44
Total		15	48	63

Tabla 4. Niveles de conocimiento y Formación

Niveles de conocimiento y Ética:

		NIVELES DE CONOCIMIENTO		
		Nivel bajo conocimiento en violencia genero	Nivel alto conocimiento en violencia genero	Total
Ética	Nivel bajo de ETICA ante PVG	1	1	2
	Nivel alto de ETICA ante PVG	14	47	61
Total		15	48	63

Tabla 5. Niveles de conocimiento y ética

VI. DISCUSIÓN

En el presente estudio, se ha realizado un análisis estadístico para evaluar los conocimientos del personal sanitario del servicio de urgencias.

La relación del nivel de conocimiento en materia de violencia de género con el sexo, antigüedad en el servicio, turno de trabajo y experiencia profesional no son estadísticamente significativas, en estudios anteriores ambas variables no tenían relación entre ellas.[20] Por lo que se concluye que no hay una influencia entre estas variables y el nivel de conocimiento del personal sanitario en urgencias. Estos resultados coinciden con multitud de estudios [21] que expresan que estas variables no influyen en la formación del personal.

Sin embargo, sí existen influencias en función de la edad, antigüedad y la situación laboral.

Con respecto a la edad se observa que existe relación entre edades más adultas y mayor nivel de conocimiento. La edad media fue de 38,08 años con una desviación típica de 9,347, coincidiendo con la literatura revisada.[21]

La antigüedad profesional y la situación laboral muestran una influencia en relación a un alto nivel de conocimiento sobre el protocolo de actuación ante casos de Violencia de Género.

Se observó que un 23,8% tienen bajo grado de nivel de conocimiento mientras un 76,2% tiene un alto grado de nivel de conocimiento sobre el protocolo de actuación ante casos de Violencia de Género. Los resultados obtenidos no son similares a otros estudios, se observa a un nivel medio de conocimiento.[22-23]

Respecto al nivel de conocimiento en la dimensión de Formación un 69,83% tienen niveles altos de formación, en la dimensión de Ética un 92,86%.Se observa tras los resultados que los sanitarios tienen una auto percepción adecuada sobre su nivel de formación y que es necesario adquirir las herramientas necesarias para dar una respuesta sanitaria eficaz.[24]

Las investigaciones en otros estudios ponen de manifiesto la necesidad de sensibilizar y formar en detención del maltrato.[22-24]

Otras investigaciones nos aportan más datos, y sería interesante contemplar otras variables en estudios futuros para corroborar resultados.[25-26]

En conclusión, los resultados de este trabajo ponen de manifiesto una clara evidencia de la formación de los profesionales de enfermería en el servicio de urgencias y de la influencia de la antigüedad del servicio y la situación laboral del personal. La complejidad del problema hace que el abordaje deba ser interdisciplinar.

i. Limitaciones

La limitación más importante será la fidelidad y veracidad de los datos, por tratarse de un trabajo con un componente subjetivo importante.

Sesgo de no respuesta o efecto del voluntario. El grado de interés o motivación que pueda tener el profesional que participa voluntariamente en una investigación.

Otra limitación la constituye el tamaño de la muestra, por poca participación del personal.

Por último, debemos señalar, que puede darse un sesgo de confusión debido a errores o malas interpretaciones del cuestionario.

VII.CONCLUSIONES

- Un 76,2% de personal de enfermería en el servicio de urgencias tiene un alto nivel de conocimiento sobre el Protocolo de actuación antes casos de Violencia de Género.
- Un 69,83% tienen niveles altos de Formación sobre el Protocolo de actuación ante casos de Violencia de Género.

- Las variables sociodemográficas que influyen en los niveles de conocimiento, son la edad, la antigüedad en el servicio, y la situación laboral.

VIII.BIBLIOGRAFÍA

1. España. Ley Orgánica 1/2004, de 28 de diciembre, de Medidas de Protección Integral contra la Violencia de Género. Boletín Oficial del Estado, 29 de diciembre de 2004, n° 313, pp. 42166-42197.
2. García Moreno C. Violencia contra la mujer: Género y equidad en la salud. Washington, D.C: OPS; 2000.

3. Martínez Ortega RM, Oter Quintana C, Rubiales Paredes MD. Violencia de pareja contra las mujeres. Educare21. 2004; 11: 1-12.

4. España, Instituto Nacional de Estadística (2014). *Estadística de Violencia Doméstica y Violencia de Género*. Asturias.

5. Instituto de la Mujer. Ministerio de Trabajo y Asuntos Sociales. La violencia contra las mujeres. Resultados de la Macroencuesta. Madrid: Sigma Dos S.A., 2000.

6. Alberdi I, Matas N. La violencia doméstica. Informe sobre los malos tratos a mujeres en España. Fundación La Caixa 2002. Colección Estudios Sociales n.º 10. Disponible en: www.estudios.lacaixa.es

7. Instituto Nacional de Estadística. Estadística de Violencia Doméstica y Violencia de Género.23 Mayo del 2013.

8. CGPJ.Consejo General del Poder Judicial. Sección del Observatorio contra la Violencia Doméstica y de Género (2017). *Informe sobre víctimas mortales de la violencia de género y de la violencia doméstica en el ámbito de la pareja o ex pareja en 2013*. Recuperado de http://www.poderjudicial.es/cgpj/es/Temas/Violencia-domestica-y-de-genero/Actividad-del-Observatorio/Datos-estadisticos.

9. Hamberger LK, Saunders DG, Hovey M. Prevalence of domestic violence in community practice and rate of physician inquiry. Fam Med. 1992:22244:283-7.

10. Heise L, Ellsberg M, Gottemoeller M. Ending violence against women. Population reports, Series L, n.º 11. Baltimore: Johns Hopkins University School of Public Health. Population Information Program, 1999.

11. Bradley F, Smith M, Long J, O'Dowd T. Reported frequency of domestic violence: cross sectional survey of women attending general practice. BMJ. 2002;324:271-4.

12. Richardson J, Coid J, Petruckevitch A, Chung WS, Moorey S, Feder G. identifying domestic violence: cross sectional study in primary Care. BMJ. 2002;324:1-6.

13. Post RD, Willett AB, Francks RD, House RM, Back SM, Weissberg MP. A preliminary report on the prevalence of domestic violence among psychiatric inpatients. Am J Psychiatry 1980;137:974-5.

14. Jacobson A, Richardson B. Assault experiences of 100 psychiatric inpatients: evidence of the need for routine inquiry. Am J Psychiatry. 1987;144:908-12.

15. Campbell JC. Child abuse and wife abuse: the connections. Md Med J. 1994;43:349-50.

16. Blanco, Pilar; Ruiz-Jarabo , Consuelo; Garcia de Vinuesa , Leonor A., Martin-GarciaM, Mar. La violencia de pareja y la salud de las mujeres. *Gac Sanit* [online]. 2004, vol.18, n.4, pp.182-188. ISSN 0213-9111.

17. Coll Vinent B, Echevarria T, Farrás U, Rodríguez D, Millá J, Santiñá M. El personal sanitario no percibe la violencia doméstica como un problema de salud. Gac. Sanit. 2008;22:7-10.

18. Abbott J, Johnson R, Koziol-Maclain J, Lowenstein SR. Domestic violence against women. Incidence and prevalence in an emergency department population. JAMA .1995;273:1763-7.

19. Organización Mundial de la Salud. Centro de prensa. Violencia de pareja y violencia sexual contra la mujer. [Online].; 2013.Disponible en: http://www.who.int/mediacentre/factsheets/fs239/es/ .

20. Mendoza-Flores, M.E.,Jesús-Corona, Y.,García-Urbina, M.,Martínez-Hernández, G.,Sánchez-Vera, R.,Reyes-Zapata, H. Conocimientos y actitudes del personal de enfermería sobre la violencia de género. Perinatol Reprod Hum. 2006;20:69-79.

21. Rodríguez-Borrajo S, Martínez de Lahidalga-Martínez O, Gutiérrez-García de Cortazar A, Arriaran-Mendialdua I, Latorre-García K. Conocimientos de las enfermeras de hospitalización del plan de atención a las situaciones de amenaza vital inmediata. Enferm Clin. 2008;18(4):190-6.

22. Rodríguez-Borrajo S, et al. Conocimientos de las enfermeras de hospitalización del plan de atención a las situaciones de amenaza vital inmediata. Enferm. Clin. 2008;18(4):190-6.

23. Ramsay J, Rutterford C, Gregory A, Dunne D, Eldridge S, SharpD, et al. Domestic violence: Knowledge, attitudes, and clinicalpractice of selected UK primary healthcare clinicians. Br J Gen Pract. 2012;62:e647-55.

24. Arredondo-Provecho AB, Broco-Barredo M, Alcalá-Ponce de LeónT, Rivera-Álvarez A, Jiménez-Trujillo I, Gallardo-Pino C. Pro-fesionales de atención primaria de Madrid y violencia de pareja hacia la mujer en el año 2010. Rev Esp Salud Pública.2012;86:85-99.

25. Rojas K, Gutiérrez T, Alvarado R, Fernández A. Actitud hacia la violencia de género de los profesionales de Atención Primaria:estudio comparativo entre Cataluña y Costa Rica. Aten Primaria.2015;47:9-7.

26. Paulin Baraldi AC, de Almeida AM, Perdoná G, Vieira EM, Dos Santos MA. Perception and Attitudes of Physicians and Nurses about Violence against Women. Nurs Res Pract. 2013;2013:1-7.

IX.ANEXOS

Anexo i.Hoja de cuestionarios de las variables a estudio

Pedimos su colaboración para llevar a cabo un estudio de investigación, cuyos objetivos son **"EVALUACIÓN DE CONOCIMIENTO DEL PERSONAL DE ENFERMERÍA DEL SERVICIO DE URGENCIAS SOBRE EL PROTOCOLO DE ACTUACIÓN ANTE CASOS DE VIOLENCIA DE GENERO"**. Para ello utilizaremos una serie de cuestionarios; nos gustaría contar con su colaboración. Muchas gracias.

HOJA DE REGISTRO DE DATOS

CÓDIGO

1.-TIPO DE CONTRATO

□ Plaza en propiedad   □Interinidad

□ Eventual

2.-TURNO DE TRABAJO*

□ M   □T   □ M/T   □ M/T/N

□Otro

3.-EXPERIENCIA PROFESIONAL

_____ Años _____ Meses

4.-ANTIGÜEDAD EN EL SERVICIO

_____ Años _____ Meses

5.-SEXO

□ Mujer □ □Hombre

6.-EDAD_____ Año

Anexo ii.

Pedimos su colaboración para llevar a cabo un estudio de investigación, cuyos objetivos son **"EVALUACIÓN DE CONOCIMIENTO DEL PERSONAL DE ENFERMERÍA DEL SERVICIO DE URGENCIAS SOBRE EL PROTOCOLO DE ACTUACION ANTE CASOS DE VIOLENCIA DE GENERO"**. Para ello utilizaremos una serie de cuestionarios nos gustaría contar con su colaboración. Muchas gracias.

Marque con una **X** donde corresponda, teniendo en cuenta que: **1** (**no** estoy de acuerdo en absoluto) y **5** (estoy **de acuerdo totalmente**)

	1	2	3	4	5
1. He recibido formación en relación la violencia de Género y Tipos de Maltrato.					
2. Conozco el papel que tenemos los profesionales sanitarios en la detección de casos de violencia de género					
3. Existe un protocolo de actuación cuando se produce una agresión.					
4. Tengo formación suficiente para actuar de manera eficaz garantizando la asistencia y seguridad de la víctima.					
5. Considero que poseo conocimientos y habilidades necesarias para actuar de manera adecuada en caso de detectar un caso de violencia de género.					
6. Tengo las habilidades necesarias para realizar una correcta asistencia sanitaria distribuyendo los recursos disponibles.					
7. Conozco las pautas a seguir para actuar de forma homogénea ante un caso de violencia de genero.					
8. Conozco el plan de cuidados en violencia de género.					
9. Considero que puedo realizar una correcta asistencia con los recursos limitados.					
10. Prolongaría mi jornada laboral sin límite ante un caso de violencia de género.					
11. Me preocupa no realizar una correcta asistencia garantizando la seguridad de la víctima.					
12. Conseguiría mantener la calma.					
13. Me considero capaz para poder participar de forma activa.					

Anexo iii.

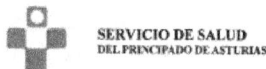

SERVICIO DE SALUD
DEL PRINCIPADO DE ASTURIAS

**Comité de Ética de la Investigación del
Principado de Asturias**
Avda. de Roma s/n
33011.-Oviedo
Tfno: 985.10.79.27/985.10.80.28
e-mail: ceicr_asturias@hca.es

Oviedo, 21 de Mayo de 2018

El Comité de Ética de la Investigación del Principado de Asturias, ha revisado el Proyecto de Investigación (Trabajo Fin de Grado) T.F.G. nº48/18, titulado: "EVALUACIÓN DE CONOCIMIENTO DEL PERSONAL DE ENFERMERÍA DEL SERVICIO DE URGENCIAS SOBRE EL PROTOCOLO DE ACTUACIÓN ANTE CASOS DE VIOLENCIA DE GÉNERO". Investigadora Principal Dña Cristina Rilo Arango. Trabajo Fin de Master.

El Comité ha tomado el acuerdo de considerar que el citado proyecto reúne las condiciones éticas necesarias para poder realizarse y en consecuencia emite su autorización.

Le recuerdo que deberá guardarse la máxima confidencialidad de los datos utilizados en este proyecto.

Fdo: Mauricio Telemi Asensio
Secretario del Comité de Ética de la Investigación
del Principado de Asturias

www.ingramcontent.com/pod-product-compliance
Lightning Source LLC
Chambersburg PA
CBHW060350290526
45791CB00004B/1620